SUR

L'AMPUTATION DES MEMBRES

DANS LEUR CONTINUITÉ

NOTES CLINIQUES

SUR

L'AMPUTATION DES MEMBRES

DANS LEUR CONTINUITÉ

TENDANT A DÉMONTRER LE DANGER DES OPÉRATIONS SANGLANTES DANS LES GRANDS HÔPITAUX

PAR

M. ALF. SIMYAN,

Docteur en médecine, chirurgien de l'hôpital de Cluny,
membre correspondant de la Société de médecine de Lyon.

LYON
IMPRIMERIE D'AIMÉ VINGTRINIER
QUAI SAINT-ANTOINE, 35.

—

1861.

SUR

L'AMPUTATION DES MEMBRES

DANS LEUR CONTINUITÉ

Sur deux amputations, a dit Dupuytren, on doit s'estimer heureux quand une seule a réussi ; souvent on perd les deux malades ; quand on en sauve deux sur trois, c'est un très-beau succès ; trois sur quatre, c'est un succès immense.

Dans un mémoire inséré dans le journal *l'Expérience*, de l'année 1838, sur la phlébite consécutive aux amputations, le docteur Duplay citait vingt-cinq opérations, vingt-cinq décès.

MM. les professeurs Gosselin et Denonvilliers, dans leur excellent Compendium de chirurgie, malheureusement inachevé et peut-être indéfiniment ajourné, au grand détriment de la science, donnent quelques détails statistiques sur les résultats généraux des amputations : ainsi Fenwick, chirurgien de l'hôpital de Newcastle, dans les grandes amputations pratiquées dans cet établissement, donne les proportions d'un décès sur quatre opérations. La proportion des amputations pour causes organiques ou vitales aux décès est de 1 sur 4,37 ; pour causes traumatiques, de 1 sur 2.

Le professeur Malgaigne arrive aux mêmes chiffres, 1 décès sur 2,27, pour les amputations pathologiques ; — 1 décès sur 2, pour les amputations traumatiques.

Le docteur Bryant a communiqué à la Société médico-chirurgicale de Londres le résultat des amputations pratiquées au Guy's-Hospital.

Ces opérations se répartissent ainsi :

Pour les amputations considérées en général, 25 % ;

Ont été mortelles pour celles du membre inférieur, 30 % ;

Pour celles du membre supérieur, 10 % ;

Pour lésions traumatiques, la proportion de la mortalité pour le membre inférieur, 60 % ;

Pour le supérieur, 18 % ;

Pour lésions pathologiques, pour la cuisse, 77 % ;

Pour la jambe, 77 %.

Quel affreux découragement ne doit pas éprouver un jeune chirurgien à l'aspect d'une aussi désolante mortalité? Tous ces malades, cependant, avaient été opérés dans de grands centres nosocomiaux et par les maîtres de l'art.

Jusqu'à présent, j'ai pratiqué neuf grandes amputations, soit pour causes traumatiques, soit pour lésions vitales. Sur ces neuf opérés, j'ai eu sept guérisons et deux décès qui ne doivent pas, je pense, être mis sur le compte de l'opération.

Ce serait donc en réalité sept guérisons sur sept amputations ; résultat très-remarquable, surtout si l'on compare cette statistique à celle des grands hôpitaux de Paris, de Londres et d'autres grandes villes.

Ce succès, presque exceptionnel, à quelle cause l'attribuer ? Certainement ce n'est point à la science et à la dextérité d'un obscur chirurgien de campagne.

Les bonnes conditions d'hygiène, inhérentes à l'établissement où ont été pratiquées ces opérations, nous paraissent suffisantes pour expliquer cet heureux résultat.

Notre petit hôpital, qui contient cependant encore soixante-quatre lits, est situé sur une élévation, sa façade principale regardant le matin, dans une vallée ouverte du midi au nord, et traversée dans son centre par une rivière qui coule de belles eaux dans la même direction. Les salles sont hautes, spacieuses, à larges ouvertures, les inondant de lumière et d'air, placées aux quatre points cardinaux, par conséquent largement éclairées et facilement ventilées.

Au moyen de poêles-calorifères établis dans chaque salle, on obtient une température uniforme de 10 à 12° + 0 en hiver.

Tout y est d'une propreté remarquable ; les soins incessants et dévoués de nos bonnes sœurs hospitalières de Sainte-Marthe , l'alimentation saine et convenablement abondante qui forme le régime habituel des opérés, ont certainement la plus grande part dans la statistique assez heureuse des opérations que nous avons pratiquées dans cet hôpital.

Depuis plus de douze ans, je suis bien moins sévère sur le régime des opérés ; dès le premier jour, je donne des potages gras ou maigres, le lendemain un peu de viande. J'augmente graduellement l'alimentation, et au huitième jour le malade, le plus souvent, mange la portion entière ; en même temps je donne du vin coupé à doses successivement croissantes.

Cette modification dans le régime a certainement aussi eu une influence incontestable sur les heureux résultats relatés dans ce mémoire.

J'ai aussi pratiqué un grand nombre d'opérations graves, ablation de tumeurs fibreuses et cancéreuses dans diverses régions du corps, désarticulation de phalanges et d'orteils, ces opérations, souvent si dangereuses dans les hôpitaux de Paris, puisque notre vénéré maître, M. Velpeau, redoutait, à l'égal des grandes amputations, une simple désarticulation du doigt, ces opérations souvent si dangereuses, disons-nous, n'ont jamais été suivies des accidents qui, si souvent, entravent le succès des opérations pratiquées par nos illustres maîtres dans les hôpitaux de Paris.

D'après les statistiques publiées dans divers recueils de chirurgie, il est donc bien constant que les opérations sont très-graves et bien souvent mortelles dans les hôpitaux des grandes villes et même dans l'intérieur des cités.

L'infection, ou plutôt la résorption purulente, est une des causes les plus fréquentes de la mort chez les opérés. Sur 100 décès à la suite des amputations, on doit compter 40 décès au moins ayant pour cause cette complication.

Par suite d'hémorrhagies secondaires, 7 décès pour 100.

Par suite d'accidents thoraciques, 5 décès pour 100.

Les érysipèles y sont aussi pour un chiffre assez élevé. La pourriture ne s'observe plus guère, du moins dans les hôpitaux civils.

Je vais actuellement donner d'une manière succinte l'histoire des amputations pratiquées à l'hôpital de Cluny, histoire que je ferai suivre de quelques réflexions sur les conséquences pratiques qui peuvent en ressortir.

OSERVATIONS.

I⁁ᵉ OBS. — *Fracture simple de l'avant-bras, accidents de gangrène survenus huit à dix jours après l'application d'un appareil de fracture.*

Le jeune Budet, 14 ans, demeurant à Cormatin, bonne constitution, parents sains. A la suite de l'application d'un appareil de fracture simple de l'avant-bras, la gangrène se déclare dans la main, envahit l'articulation huméro-cubitale dans les vingt-quatre heures, ne se limite point ; malgré cette circonstance défavorable, l'amputation est pratiquée au tiers inférieur du bras. — Méthode circulaire, une seule ligature, celle de l'humérale, peu d'hémorrhagie, réunion immédiate par les bandelettes, suppuration du moignon, cautérisation des granulations exubérantes ; cicatrisation au vingt-quatrième jour ; moignon bien recouvert ; pas d'accidents consécutifs.

Ce jeune homme, qui est actuellement âgé de 28 ans, facteur rural, est d'une santé à toute épreuve.

IIe Obs. — Lemonde, meunier à Cortevaix, constitution sèche, mais saine, n'ayant jamais eu de maladies sérieuses, âgé de 30 ans.

Main droite prise dans l'engrenage d'un moulin, qui lui broie cette partie jusqu'à l'articulation radio-carpienne. Cette blessure se trouve dans les conditions d'une amputation immédiate, la main ne pouvant être conservée. Le malade s'y refuse, et ce ne fut que le vingt-sixième jour de l'accident que je fus appelé par M. le docteur Degivry, médecin du malade. L'amputation eut lieu le même jour. Voici en quelques mots les désordres qui la nécessitèrent : broiement des os du carpe et du métacarpe, esquilles nombreuses détachées, fracture des extrémités articulaires inférieures des deux os de l'avant-bras, parties molles triturées, tendons déchirés, suppuration abondante et fétide, fièvre hectique, douleurs intolérables. L'avant-bras est coupé au lieu d'élection, méthode circulaire, deux ligatures, réunion immédiate, pas d'hémorrhagies secondaires, ni accidents de résorption. — Cicatrisation au trente-sixième jour.

IIIe Obs. — Janin, cultivateur, 45 ans, demeurant à Saint-Pont, surpris par un éboulement considérable de terrain granitique qui le recouvre entièrement. — Plaies et décollement du cuir chevelu, accidents cérébraux graves, fracture de l'extrémité inférieure de la jambe près de son articulation tibio-tarsienne, broiement des extrémités arti-

culaires de ces os, hémorrhagie par l'artère tibiale posté-
rieure. Appelé immédiatement après l'accident, l'hémorrhagie est suspendue par la compression de la crurale ;
le malade est transporté à l'hôpital. L'amputation est pratiquée le lendemain au tiers supérieur de la jambe , —
méthode circulaire, — réunion immédiate, pas d'accidents
consécutifs, du moins sérieux ; trente-six heures après
l'opération , des phénomènes encéphaliques se déclarent,
contraction des membres, resserrement des papilles, pro-
nonciation difficile, délire, paralysie d'un côté du corps.
Mort au quatrième jour de l'opération, au sixième de l'accident. A l'autopsie on constate une fracture de la base du
crâne et une fêlure à la voûte partant d'un des pariétaux
pour se rendre à l'apophyse basilaire de l'occipital.

La mort, dans ce cas, ne peut être attribuée à l'opération. Le malade succombait évidemment à une affection
n'ayant aucun rapport avec les accidents qui compliquent
si souvent cette mutilation et qui font un si grand nombre
de victimes.

IVe OBS. — X..., âgé de 15 ans, nous arrive à l'hôpital
(sans renseignements aucuns) dans l'état suivant :

Gangrène humide du membre inférieur gauche, s'éten-
dant des orteils au quart inférieur de la cuisse ; gangrène
non limitée, produite par un affreux appareil de contention
appliqué pour une fracture simple, — état ataxo-adyna-
mique grave. Une seule chance de salut pour ce jeune
malade, est l'ablation de la cuisse ; elle est pratiquée par
la méthode circulaire ; ligature de la fémorale et des mus-

culaires profondes , hémorrhagie en nappe difficilement réprimée ; la gangrène envahit dès le lendemain la plaie du moignon, l'infection putride fait des progrès rapides. La mort arrive le surlendemain de l'opération.

Dans un cas à peu près semblable et qui sera consigné plus bas, l'amputé a guéri.

Ces quatre amputations ont été pratiquées sans le secours des inhalations anesthésiques, elles sont antérieures à leur découverte.

V^e OBS. — Chapuis, maçon, à Cluny, 45 ans, constitution lymphatique, tombe, il y a douze ans, d'un échaffaudage situé à dix mètres du sol — fracture comminutive de l'extrémité inférieure de la jambe, luxation incomplète de l'astragale , fracture du calcanéum. — Malgré ces graves lésions, les médecins qui virent le malade, à cette époque, ne jugèrent pas nécessaire l'amputation du membre. Après deux ans d'accidents qui mirent plusieurs fois en danger la vie du blessé, la plaie finit par se cicatriser, en laissant toutefois une forte claudication. Cet état resta stationnaire pendant quelque temps ; mais le malade, par nécessité, fut obligé de travailler, la cicatrice s'ulcéra, avec des progrès si rapides, que quelques années après, l'ulcère avait envahi toute la circonférence du membre au-dessous des malléoles.

Le malade conserva pendant près de dix ans cette ulcération, qui prit le caractère des ulcères cancéreux de la peau ; le malade souffrait horriblement ; l'abondance de la suppuration, la fièvre héctique le minaient ; il demanda lui-même l'opération. Elle fut faite par la méthode circulaire, le malade ayant été préalablement soumis aux inhalations de chloroforme; pas d'hémorrhagie —réunion immédiate, cicatrisation lente — alimentation assez abondante le jour même, deux potages au gras, vin coupé au 1/4, augmentation graduelle des aliments. Je donne comme moyen préventif, d'après le docteur Tessier, 25 à 30 gouttes d'alcool saturé d'aconit pendant douze à quinze jours.

Le malade était guéri au soixantième jour; il pouvait supporter un appareil prothétique. Six mois à peine après la cicatrisation du moignon, une ulcération de mauvaise nature se déclarait à l'aine du même côté, ulcération ayant pris en peu de temps un développement considérable, surtout en profondeur, et un matin je fus appelé en toute hâte pour arrêter une hémorrhagie qui venait de se produire à l'ulcère de l'aine. A mon arrivée, le malade expirait. A l'autopsie, nous trouvâmes à un centimètre au-dessous de l'arcade crurale, l'artère fémorale ouverte et ses parois envahies par la dégénérescence encéphaloïde.

VIe obs. — Bonçaud, 30 ans, tuilier à Trambly, bonne santé habituelle, excellente constitution, reçoit, à la chasse, un coup de feu qui lui broie les deux os de la jambe droite. Soit insouciance, soit misère, le malade ne fit appeler aucun médecin ; d'abondantes hémorrhagies eurent lieu par la plaie, le blessé nous arrive à l'hôpital , littéralement exsangue et avec un sphacèle non limité du pied et du quart inférieur de la jambe.

Amputation de la cuisse le lendemain de son entrée — anesthésie chloroformique, méthode circulaire — ligature de la crurale très-difficile; les parois de ce vaisseau étaient tellement ramollies, qu'elles étaient coupées à la plus légère constriction ; je fus obligé de lier l'artère au pli de l'aine. — Cette opération ne suspendit pas entièrement les hémorrhagies que j'eus beaucoup de peine à modérer et qui me donnèrent de vives inquiétudes ; enfin, je fus assez heureux pour me rendre maître de cette complication et deux mois après, le malade pouvait sortir de l'hôpital parfaitement guéri. Quelque temps après il vint me voir, ayant fait 25 kilomètres à pied avec un très-mauvais pilon fabriqué par un menuisier de campagne. Cet homme pourrait facilement faire le service d'un facteur rural.

VIIe OBS. — Daubard, 34 ans, commis négociant, habitant Chissey, conduisait une voiture pesamment chargée, lorsqu'il fut précipité avec son char d'une hauteur de huit mètres sur un rocher, son cheval ayant reculé et l'ayant entraîné dans sa chute. Fracture comminutive de la jambe près de son articulation tibio-tarsienne, écrasement du calcanéum, parties molles triturées. Cet homme est soigné pendant quatre mois par un médecin de la localité; — fracture non consolidée ; — fistules nombreuses, nécrose d'une grande étendue du tibia; — ankylose de l'articulation. — Le pied est dans l'extension forcée, suppuration abondante épuisant le malade ; je l'avais vu un mois après l'accident et lui avais conseillé l'amputation qu'il avait refusée, mais plus tard, voyant l'inutilité des moyens employés et vaincu par la souffrance , il vint lui-même la réclamer. Quelques jours après son entrée, la cuisse fut amputée à son 1/3 inférieur.

Le chloroforme, chez le malade, produisit un violent délire pendant l'opération et un frisson qui dura plus de deux heures après l'opération ; ces deux accidents qui me donnèrent d'assez vives inquiétudes, n'eurent pas d'autres suites; — méthode circulaire, — l'os fut bien recouvert par la peau, très-mince, il est vrai, à cause de l'extrême maigreur du sujet ; — pas d'hémorrhagie ; — le délire se continua pendant les trois jours qui suivirent l'opération ; du malaise, des frissons ; — suppression ou du moins diminution de la suppuration qui devenait ténue et fétide ; je redoutais l'infection purulente, j'augmentai chaque jour l'alimentation, le régime devenait de plus en plus substantiel, viandes rôties — vin — les accidents cessèrent, le pus reprit ses qualités normales ; deux mois après, le malade pouvait être considéré comme guéri. Comme le précédent, avec une mauvaise jambe de bois il fait de très-longues courses.

VIIIe OBS. — Trichard Benoît, 36 ans , habite Matour, entré à l'hôpital le 17 décembre 1859. Cet homme était occupé à faire sauter par la mine, d'énormes blocs de roches porphyriques, lorsque le mandrin en fer qui servait à bourrer, produisit une étincelle qui enflamma la poudre. La main qui tenait cette tige de fer et qui était placée au-dessus du trou pratiqué dans le roc, fut presque en totalité enlevée. Voici en quelques mots les lésions produites par le coup de mine.

La région hypothénar de la main gauche, l'auriculaire, l'annulaire, le médius et la presque totalité des métacarpiens qui leur correspondent ont disparu.

Les parties molles ont été désorganisées, une grande partie des os du carpe est réduite en esquilles; hémorrhagie par l'arcade palmaire profonde, difficilement suspendue au moment de l'accident et renouvelée le jour même de son entrée, en enlevant l'appareil de pansement appliqué par le médecin de la localité.

La face, le front, les deux yeux, sont criblés de grains de poudre; les deux cornées, la gauche principalement, sont incrustées de ces mêmes grains. L'œil gauche est frappé de cécité, la vision est très-difficile de l'œil droit; l'œil gauche est perforé à son centre; l'iris fait hernie à travers cette ouverture, issue de l'humeur aqueuse. Le cas est grave et exige une prompte solution, la main ne peut être conservée; le jour même l'amputation est pratiquée au 1/3 inférieur de l'avant-bras ; — inhalations de chloroforme, insensibilité maintenue pendant l'opération et la ligature des vaisseaux ; — aucun accident, méthode circulaire modifiée; — réunion immédiate ; — pansement ordinaire, pas de complications venant entraver le travail de cicatrisation'; — alimentation dès le premier jour, graduellement augmentée; au septième jour le malade mangeait des viandes noires et du vin coupé avec moitié eau.

Les deux yeux, le gauche surtout, que je regardais

comme perdus, ont recouvré une grande partie de leurs fonctions ; j'ai revu cet homme quatre mois après sa sortie; l'albugo qui recouvrait une grande partie de la cornée de l'œil gauche, s'est sensiblement aminci ; la cornée est presque transparente, l'iris est visible à travers cette membrane.

IX⁰ OBS. — Perrin, vigneron, 53 ans, habite Massy. — Bonne santé habituelle, pas de signes bien caractérisés de diathèse strumeuse, tumeur blanche de l'articulation tibiotarsienne survenue graduellement ; depuis six mois les symptômes ont augmenté d'intensité ; suppuration des surfaces articulaires, fistules nombreuses autour de l'articulation ; le stylet ne laisse aucun doute sur la nécrose des surfaces articulaires, destruction des ligaments et des couches fibreuses environnantes ; — pus ichoreux et abondant, dégénérescence fongueuse de la synoviale et des parties molles ; — atrophie du membre, luxation incomplète du pied. Je propose l'amputation comme la seule chance de sauver le malade; les cruelles souffrances qu'il endure depuis près d'un an, la suppuration abondante et fétide qui s'écoule des nombreuses fistules circumarticulaires, l'état de dyspepsie et d'émaciation dans lequel il se trouve et qui doit, dans un temps rapproché, le conduire au tombeau, toutes ces causes réunies de destruction le déterminent à se soumettre à cette grave opération. L'amputation est pratiquée dans les premiers jours d'août dernier, en présence de mon excellent ami, le docteur Aucaigne et de mon maître, et mon prédécesseur, M. le docteur Belot, le vénérable doyen des chirurgiens du département de Saône-et-Loire. Les inhalations de chloroforme ont été administrées par un pharmacien très-instruit, M. Monnier qui, dans toutes nos opérations, nous a été d'un grand secours. Tout se passe bien pendant et après l'opération ; — méthode circulaire, réunion immédiate ; — pansement ordinaire, la cicatrisation du moignon a été retardée de quelques jours par un abcès superficiel. Aujourd'hui, 1er octobre , notre amputé est bien guéri. — Il est alimenté le premier jour par une nourriture substantielle ; huit jours à peine après l'opération, cet homme n'était plus reconnaissable, c'est une transformation complète.

RÉSUMÉ ET CONSÉQUENCES PRATIQUES.

J'ai pratiqué, tant en ville qu'à l'hôpital, neuf grandes amputations des membres dans leur continuité, tant pour causes traumatiques que pour lésions vitales. Les 9 amputés étaient tous du sexe masculin.

Sept adultes, deux jeunes gens au-dessous de 15 ans.

Sept pour causes externes, deux pour causes pathologiques.

Sur 7 pour causes externes : 5 pour traumatisme, 2 pour grangrène de causes externes.

Sur les 5 opérés pour causes traumatiques, 4 ont été opérés consécutivement (parce que je ne les ai observés que longtemps après l'accident).

Trois amputations de cuisse. . . . . .   1 décès.

Trois amputations de jambe. . . . . .   1 décès.

Un de bras. . . . . pas de décès.

Deux d'avant-bras. . . . . pas de décès.

C'est donc 2 décès sur 9 opérations ; on doit retrancher le nommé Janin (obs. 3ᵉ) qui a succombé à une fracture de la base du crâne et à un épanchement consécutif. L'observation 4ᵉ ne doit pas être comprise non plus dans la colonne des décès à la suite de l'opération : ce jeune homme est arrivé à l'hôpital dans un état typhique des plus graves avec gangrène de la totalité de la jambe (non limitée). C'était un cas désespéré.

Nous aurions donc réellement 7 succès sur 9 amputations, ou au moins 7 sur 8.

Nous nous sommes servi exclusivement du chloroforme comme anesthésique. Nous n'avons jamais observé d'accidents sérieux à la suite de son administration.

Une fois, cependant, je dois le dire, il y a un mois à peine, je faisais l'extirpation d'un sein cancéreux chez une femme d'une constitution débile, âgée de 50 ans. Cette femme était anesthésiée depuis deux minutes, l'opération n'était pas encore achevée, elle avait perdu peu de sang, lorsque M. le docteur Aucaigne, qui avait bien voulu m'assister, me fit remarquer que les battements du cœur avaient cessé, que les mouvements respiratoires étaient suspendus, les membres étaient dans la résolution complète, la face cadavéreuse ; tout nous annonçait une mort prochaine. Nous employâmes avec la plus grande énergie les moyens indiqués en pareil cas ; nous fûmes assez heureux pour voir nos efforts couronnés de succès : c'est le seul cas (sur plus de 80) où nous ayons observé des accidents de nature à nous inquiéter.

Peut-être avais-je eu tort de chloroformer cette femme, qui l'avait réclamé avec insistance ; j'ignorais d'ailleurs qu'elle fût atteinte d'un catarrhe pulmonaire chronique avec emphysème. Quoique dans de très-mauvaises conditions de santé, cette femme a guéri. La cicatrice me paraît solide, sans dureté ; j'ose même espérer une guérison sans récidive. J'ai l'observation de quelques tumeurs cancéreuses du sein, enlevées depuis 5 à 6 ans, dont je revois journellement les sujets desquels la guérison me paraît radicale.

Chez le nommé Daubard, le délire qui a accompagné l'inhalation n'a eu d'autres conséquences que de nous contrarier un peu dans le manuel opératoire.

En général, je n'emploie le chloroforme que pour les opérations d'une certaine gravité, ou qui sont d'une assez longue durée, et encore j'exige le consentement du malade et même des parents.

Malgré l'autorité incontestable et incontestée de la Société de médecine de Lyon, je ne pense pas que le chloroforme ait les dangers que lui reconnaît cette savante Compagnie.

Avec les précautions classiques si bien formulées par M. Robert, chirurgien de l'hôpital Beaujon, dans son remarquable rapport à l'Académie de médecine, vrai code de l'éthérisation, les accidents et la mort surtout doivent être à peu près impossibles.

Toutes les ligatures ont été faites avec un fil de soie simple, quelquefois nous avons pu nous dispenser de lier toutes les artères du membre, la principale suffisait souvent. Nous n'avons jamais fait de ligature dans des articulations des doigts ou des orteils, l'hémorrhagie s'arrêtait promptement. Nous avons exclusivement mis en usage la méthode circulaire, procédé de Desault un peu modifié.

Division de la peau jusqu'à l'aponévrose d'enveloppe, dissection de cette peau doublée de son tissu cellulaire, dans une étendue de 5 centimètres au moins. Section des muscles en deux temps, l'os est scié au niveau de la dernière section musculaire ; le moignon a toujours été bien recouvert, la peau ne s'est jamais gangrenée.

Jamais de fusées purulentes entre les couches musculaires, même dans l'amputation des membres inférieurs.

Chez tous, nous avons cherché à obtenir la réunion immédiate par les bandelettes agglutinatives ; nous n'avons jamais employé la suture qui cependant nous a donné et nous donne encore chaque jour de si remarquables résultats dans les plaies même les plus contuses des parties molles.

Sur nos neuf opérés, chez deux seulement la réunion a été immédiate ; chez les autres la plaie a suppuré, la réunion s'est opérée au moyen d'un tissu cicatriciel tout aussi résistant.

Une diététique bien ordonnée nous a été d'un grand secours dans le traitement consécutif de nos opérations. Le régime doit être regardé comme un des éléments les plus certains de nos succès.

Depuis longtemps déjà, à l'exemple de M. le professeur Malgaigne, nos blessés ou opérés sont largement alimentés. Le régime est substantiel dès le début et graduellement progressif, tout en surveillant l'état des voies digestives.

Nous y avons toujours associé le vin coupé au 1/4, au 1/3 et aux 3/4, dose à laquelle nous nous sommes arrêté. Chez tous, ou à peu près, nous avons donné l'alcoolature d'aconit que nous continuions pendant la première quinzaine, à laquelle nous faisions succéder le vin de quina ou de gentiane.

Les conclusions de cette note peuvent se résumer dans les proportions suivantes :

1° Dans les amputations pour causes traumatiques, lorsque cette mutilation est formellement indiquée, elle doit être, autant que possible, immédiate ;

2° Dans les cas de gangrène d'un membre pour causes externes, on peut amputer avant que le cercle éliminatoire se soit dessiné, l'opération suffit souvent pour limiter le mal ;

3° Les opérations en général, les amputations en particulier réussissent le plus souvent (au moins 7 fois sur 8) dans les hôpitaux qui contiennent un petit nombre de blessés et qui, surtout, sont dans de bonnes conditions d'hygiène ;

4° Dans ces hôpitaux, les accidents consécutifs, l'infection purulente ou putride, les hémorrhagies secondaires, l'érysipèle, etc., sont des faits exceptionnels ;

5º On doit donc vivement désirer que les administrations hospitalières des grandes cités établissent, en dehors et à une assez grande distance des murs d'enceinte, en rase campagne, en un mot, des hôpitaux supplémentaires spécialement réservés aux malades qui devront subir de graves opérations sanglantes.